AF612126

C. VIEILLARD

NOTES CRITIQUES

SUR

L'ANALYSE DE L'URINE

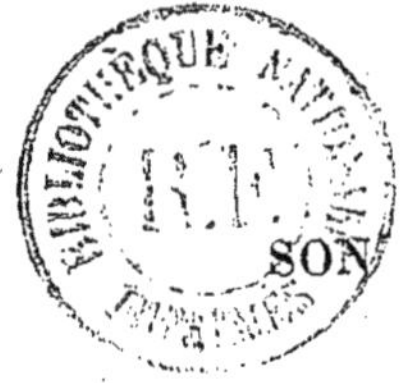

SON MODE D'INTERPRÉTATION CLINIQUE
ET SA TECHNIQUE

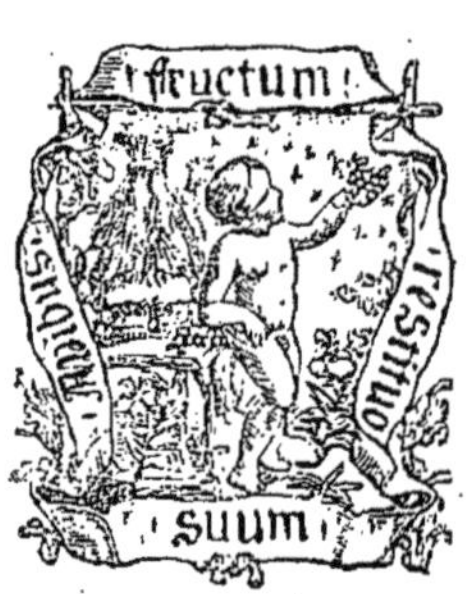

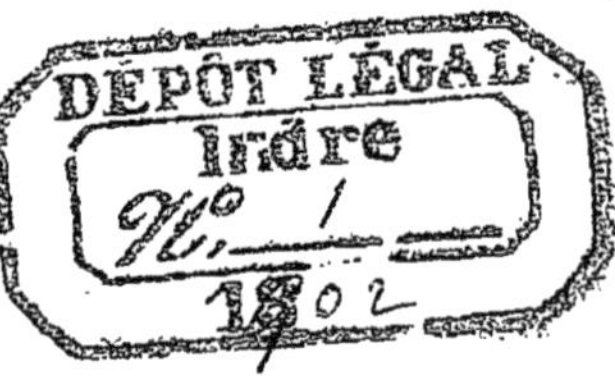

PARIS
SOCIÉTÉ D'ÉDITIONS SCIENTIFIQUES ET LITTÉRAIRES
4, RUE ANTOINE DUBOIS, 4

1902

DU MÊME AUTEUR

L'URINE HUMAINE

URINES NORMALES

URINES ANORMALES, URINES PATHOLOGIQUES

In-8° de 430 pages avec 29 figures dans le texte et 4 planches dont une en couleur

PRÉFACE DE ARMAND GAUTIER

MEMBRE DE L'INSTITUT
PROFESSEUR DE CHIMIE A LA FACULTÉ DE MÉDECINE DE PARIS

DEUXIÈME ÉDITION

Revue et mise au courant des travaux les plus récents

ESSAI

DE

SÉMIOLOGIE URINAIRE

Méthodes d'interprétation de l'analyse urologique

L'Urine dans les divers états morbides

In-8° de 370 pages

PRÉFACE PAR ALBERT ROBIN

DE L'ACADÉMIE DE MÉDECINE

Considérations pratiques sur l'analyse des urines et sa valeur comme élément de diagnostic. — Société d'Editions Scientifiques, Paris, 1896.

Un cas de Chylurie non parasitaire. — (*Journal de Pharmacie et de Chimie*, juillet 1899).

La Cryoscopie des urines. — *Récentes applications de la Cryoscopie à l'analyse urologique et au diagnostic de quelques états morbides*. — Paris, Rueff, 1900.

Essai d'unification des Méthodes d'interprétation de l'analyse urologique. — *Rapport lu au Congrès de Pharmacie*, 3e *Section* (Août 1900).

HOMMAGE DE L'AUTEUR

NOTES CRITIQUES
SUR
L'ANALYSE DE L'URINE

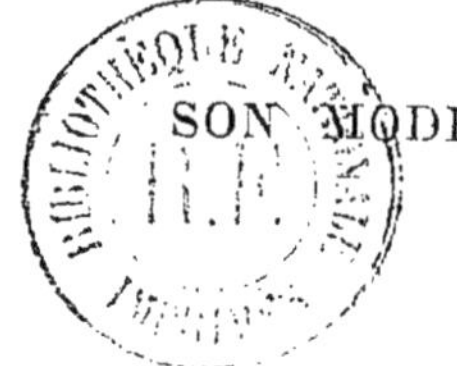

SON MODE D'INTERPRÉTATION CLINIQUE
ET SA TECHNIQUE

PAR

CAMILLE VIEILLARD
PHARMACIEN-CHIMISTE
LAURÉAT DU CONCOURS BRASSAC
(Pharmacie Cie de France)
MEMBRE DE LA SOCIÉTÉ CHIMIQUE DE PARIS
ÉLÈVE DE L'INSTITUT PASTEUR (1896)

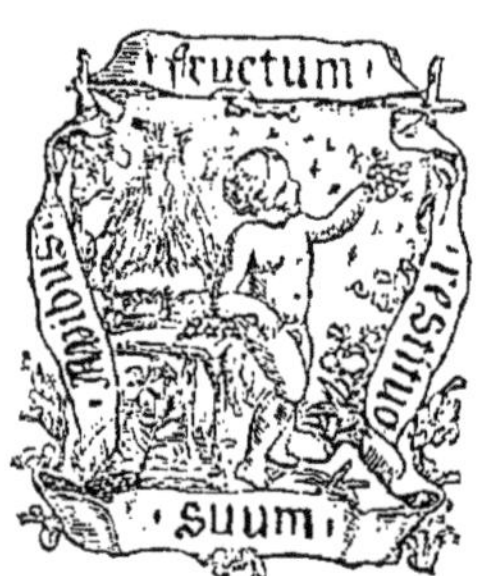

PARIS
SOCIÉTÉ D'ÉDITIONS SCIENTIFIQUES ET LITTÉRAIRES
4, RUE ANTOINE DUBOIS, 4

L'Analyse de l'Urine, après avoir traversé une longue période de tâtonnements et d'hésitations, semble revêtir aujourd'hui un caractère de précision scientifique plus en harmonie avec les progrès incessants de la chimie biologique. Le médecin ne lui demande plus seulement la vague constatation d'éléments morbides, tels que : l'albumine, le sucre ou la bile ; il sait, par les récentes communications des congrès et les travaux d'éminents physiologistes, qu'il peut en attendre beaucoup plus ; qu'il peut, en particulier, en obtenir d'utiles renseignements sur l'*état actuel* du processus nutritif, sur la nature de l'humus sur lequel évolue la maladie.

L'Étude approfondie, qui s'est faite ces dernières années, des *Maladies de la Nutrition*, justifie d'ailleurs pleinement ces nouvelles exigences de la clinique, puisque, pour le moment tout au moins, l'urine est le meilleur moyen, sinon le seul, mais en tout cas le plus commode, dont on puisse disposer pour connaître et apprécier le *taux nutritif* d'un sujet donné.

Ces affirmations ne sont ni contestables, ni contestées. Le seul point qui reste à fixer est celui des méthodes à employer : d'une part, pour *interpréter* une analyse d'urine à ce point de vue spécial des échanges nutritifs ; de l'autre, pour *conduire à bien* cette même analyse et la rendre susceptible d'une interprétation scientifique.

C'est la double question qu'il nous a paru utile d'examiner ici et de soumettre à l'appréciation des médecins de plus en plus nombreux, qui s'intéressent à l'Urologie.

NOTES CRITIQUES

SUR

L'ANALYSE DE L'URINE

I

De l'Interprétation Médicale des Analyses d'Urine

On avait l'habitude, jusqu'à ces derniers temps au moins, de présenter les chiffres de l'analyse urinaire *en valeur absolue*, soit rapportés au litre, soit, simultanément, à l'émission globale de 24 heures; en regard, on plaçait les *moyennes normales*, ou ce que l'on regardait comme telles, et l'on se bornait à noter l'*augmentation* ou la *diminution* de chaque élément, considéré isolément, par rapport à la normale. C'est ainsi, par exemple, que l'élimination moyenne de l'urée, pour un homme et par 24 heures, étant admise égale à 28 ou 30 grammes, on disait qu'il y avait augmentation au-dessus de ces chiffres et diminution au-dessous ; il en allait de même pour chaque élément urinaire.

Cette façon de procéder, il est à peine besoin de le démontrer, est des plus insuffisantes et des plus vicieuses. Outre, en effet, que les moyennes normales comportent une très grande élasticité, les chiffres fournis par l'analyse dépendent eux-mêmes de très nombreux facteurs, qui les font osciller entre de très larges limites, en dehors de tout état pathologique.

On sait, par exemple, et nous n'avons pas à y insister ici, quelle influence exerce l'alimentation sur l'excrétion de l'urée, de l'acide urique, des chlorures, etc... ; quel rôle jouent également, dans le même sens, les boissons et le genre de vie, le climat, l'âge, etc. La considération des *chiffres bruts* de l'analyse n'a donc pas elle-même aucune signification et, lorsqu'elle peut paraître en avoir, cette signification est, le plus souvent, complètement erronée.

Peut-être faudrait-il rechercher dans cette mauvaise direction imprimée à l'urologie, la cause principale de son discrédit près d'un grand nombre de praticiens. On dit parfois, non sans ironie, que les médecins ne comprennent rien aux analyses d'urine ; la vérité est qu'ils seraient bien empêchés d'y comprendre quelque chose, puisque, ainsi présentées, ces analyses ne disent rien ou à peu près.

Plus tard, on a senti le besoin de compléter les schémas analytiques et l'on a imaginé d'y introduire des notions, en apparence au moins, plus précises et plus scientifiques, telles que la notion du *poids*, de la *taille*, de *l'âge* et même de la *surface corporelle*. Faut-il voir un véritable progrès dans ces innovations récentes? Nous ne le pensons pas et la raison qu'on en peut donner c'est qu'en compliquant, parfois jusqu'à la rendre hiéroglyphique, la lecture de l'analyse, elles n'en laissent pas moins subsister au fond les mêmes difficultés et les mêmes causes d'erreur que les anciennes méthodes.

Il faut savoir, en effet, que s'il est possible, dans une certaine mesure, de se faire une idée assez exacte de la *moyenne normale* de l'excrétion urinaire, cette moyenne n'a et ne peut avoir qu'une *valeur relative*. Elle est essentiellement subordonnée aux conditions de l'expérience, ou des expériences, qui ont permis de l'obtenir. Qu'on prenne, par exemple, un certain nombre de sujets, réputés bien portants, de même âge, de même poids, de même taille, vivant sous le même climat et de la même vie, on obtiendra sans doute des moyennes d'excrétion assez approchées, mais seulement exactes pour des individus placés dans le même milieu et soumis aux mêmes influences. Généraliser de semblables données, c'est conclure du particulier au général et rien, dans l'espèce, ne saurait autoriser une pareille extension des prémisses.

La *quantité* et aussi la *qualité* de l'alimentation varient avec chaque classe de la société ; elles ne sont les mêmes ni à la campagne, ni à la ville ; elles varient encore avec les besoins individuels : ceux-ci consommant relativement peu, ceux-là davantage ; ceux-ci se contentant d'une ration strictement suffisante, ceux-là usant d'une ration qui, pour les premiers, serait surabondante. Comment pourrait-on, *a priori*, condamner les uns et les autres au même taux d'excrétion par kilogramme corporel, alors que le chiffre des ingesta est si différent ? Bouchard l'a dit, et l'on ne saurait trop le répéter : « *Le kilogramme corporel n'est pas une unité qu'on puisse adopter comme terme de comparaison pour l'estimation de l'intensité nutritive* » (1).

Encore faudrait-il faire entrer en ligne de compte un facteur dont on ne parle généralement pas, bien que son influence soit ici prépondérante : nous voulons parler de l'*activité individuelle* ou *vitalité personnelle*, c'est-à-dire de l'activité plus ou moins grande avec laquelle chaque organisme accomplit en lui les métamorphoses régressives de la matière.

Nous touchons ici au point vraiment délicat du problème. Si l'analyse chimique de l'urine peut apprendre

(1) Bouchard, in *Traité de pathologie générale*, T. III, première partie, page 182.

quelque chose sur la nutrition, ce ne saurait être que sur la façon dont elle s'opère dans sa phase destructive, sur sa *qualité*. Les questions de quantité nous importent peu ; nous savons, en effet, que si l'on veut obtenir d'une machine inerte un rendement de travail plus considérable, on augmentera l'apport d'énergie, que celle-ci soit directement représentée par du charbon ou par tout autre source d'énergie, électrique ou hydraulique De même, pour la machine humaine, on fera dans certains cas de la suralimentation ou, dans d'autres, de l'alimentation plus spécialement en rapport avec le travail à produire. Mais on sent bien que le combustible n'est pas tout pour la machine à vapeur, non plus que l'électricité pour la dynamo ; encore est-il indispensable que ces diverses machines aient leurs organes, non seulement en bon état, mais encore directement appropriés à l'effet qu'elles sont appelées à produire. C'est la notion de la *qualité* du moteur qui vient ici se surajouter à celle de la *quantité* d'énergie qu'on lui fournit.

Il n'en va pas autrement, malgré que les phénomènes y soient beaucoup plus complexes dans la machine humaine. Ici, le combustible est représenté par les aliments et la *qualité* de la machine par la façon dont elle les utilise : à une utilisation adéquate, correspondrait l'état de santé absolue, tel au moins qu'il est réalisable ; à une utilisation imparfaite, correspond la maladie, ou, tout au moins, la prédisposition, l'imminence morbide.

Il y a plus ; lorsqu'on peut arriver à savoir le rôle de chaque organe dans la transformation de telle ou telle espèce d'aliment : albumines, graisses, hydrates de carbone, il est possible de découvrir, ou tout au moins de soupçonner, le point faible, le *lieu de moindre résistance* de l'organisme et, de ce chef, un grand pas est fait dans la voie du diagnostic.

Le problème urologique, au point de vue des maladies de la nutrition, se pose donc ainsi :

1° Connaissons-nous *la nature* des transformations régressives de la matière dans l'organisme et *le lieu* où elles s'opèrent ?

2° Dans quelle mesure et de quelle façon l'analyse chimique de l'urine permet-elle d'apprécier la *qualité* de ces transformations et, le cas échéant, le vice nutritif qui les rend imparfaites ?

La physiologie de la nutrition nous permet de répondre à cette double question.

Elle nous apprend, tout d'abord, que trois ordres d'aliments sont indispensables, quoique à titre inégaux, à l'existence de l'individu, savoir :

les albuminoïdes,
les graisses,
et les hydrates de carbone.

Nous savons également que, pour remplir leur rôle nutritif d'une façon intégrale, ces trois sortes d'aliments doivent être absorbées dans certaines proportions à la fois *absolues* et *relatives*. La science a déterminé ces proportions que la nature suffit d'ailleurs à imposer à l'être vivant, qui les choisit toujours instinctivement en rapport avec ses besoins. Chimiquement, ces aliments, quels qu'ils soient, se résolvent en fin de compte en éléments simples qui, pour ne citer que les principaux, sont : de l'azote, du carbone, de l'oxygène, du soufre, du phosphore et du chlore, ces trois derniers unis à des bases alcalines ou alcalino-terreuses : soude, potasse, chaux, magnésie.

Nous savons, en outre, que ces aliments introduits dans l'organisme, y subissent toute une série de transformations, dédoublements hydrolitiques et oxydations, qui modifient plus ou moins profondément leur structure primitive et les rendent aptes, les uns à renouveler la substance du corps (albumine fixe), les autres à lui fournir la chaleur nécessaire à la production de l'énergie qu'il doit déployer au dehors ou dépenser au dedans pour l'équilibre de son état thermique. Ces transformations ou dédoublements sont soumis à des lois fixes, spéciales à chaque espèce d'organisme et générales par conséquent pour l'organisme humain.

Sans prétendre assimiler ici la cellule vivante à une cornue de laboratoire et, tout en tenant le plus large compte de l'action des ferments et des diastases, au fond tout se résoud en équations chimiques et en équations chimiques régies par des lois. Pour n'en citer que quelques exemples généraux, on sait que les graisses et les hydrates de carbone aboutissent à de l'eau et à de l'acide carbonique, dont la première se perd dans la masse d'eau qui traverse incessamment l'organisme, tandis que le second s'élimine presque totalement par le poumon ; on sait que l'azote des albuminoïdes se transforme pour la majeure partie (90 0/0 environ) en urée ; que l'azote résiduel (10 0/0 de l'azote total par conséquent) correspond soit à une destruction d'albuminoïdes spéciaux (nucléines) éliminés sous forme d'acide urique et de corps voisins, soit à un ensemble de produits ammoniacaux (amides, nitrates) qui ont échappé à la transformation de la molécule primitive.

Enfin, les acides et les bases proviennent soit *directement* des mêmes corps apportés par l'alimentation, soit *indirectement* de la destruction des albuminoïdes fixes et de certains tissus spéciaux.

Jusque là rien de bien mystérieux et dont la chimie biologique n'ait formulé les lois. Si nous faisons réagir *in vitro* diverses substances connues, en les plaçant dans les conditions requises, nous pourrons à l'avance prévoir les réactions qui auront lieu et en déterminer le résultat.

Toute question de complexité à part, les choses se passent de même dans l'organisme humain. Nous savons quelles substances sont indispensables à son entretien et sous quelle forme ces substances se séparent de l'organisme, après y avoir accompli leur rôle nutritif. Si cette forme ultime est conforme à l'équation chimique prévue, on dira que la nutrition est parfaite ou, en d'autres termes, que les réactions du chimisme vital s'accomplissent normalement ; si, par contre, les produits de dédoublement s'éloignent de la formule théorique, on dira que les réactions intra-organiques ont été entravées et il y aura lieu d'en rechercher le pourquoi.

Cette recherche de la cause perturbatrice ne sera d'ailleurs pas toujours aussi facile qu'on pourrait le croire et le clinicien se tromperait étrangement s'il ne faisait état que de l'urine pour la découvrir. Cependant, même de ce côté, c'est là qu'il trouvera son fil conducteur le plus sûr. Comme il sait, pour l'urée par exemple, que son lieu de formation, nous ne disons pas exclusif, mais prépondérant, se trouve dans le foie, toute variation dans *le taux* de l'urée lui fera penser à un trouble fonctionnel de la glande hépatique. Et quand nous disons ici *variations*, nous ne disons pas variations *quantitatives absolues*, mais variations *quantitatives relatives*, variations de rapport. Expliquons-nous encore une fois sur cette notion capitale en urologie.

Un poids donné d'azote alimentaire doit fournir, dans les conditions normales, un poids correspondant d'urée, ou mieux d'azote uréique. Cela nous le savons par expérience; c'est un fait d'observation et une loi de l'organisme. Comme d'autre part, l'urée est la matière excrémentitielle parfaite, plus ce *poids théorique* sera approché et plus nous serons en droit de penser que le foie remplit convenablement son rôle uropoiétique ; s'il est dé-

dépassé, nous dirons que le foie est en *hypéractivité* ou en *hypoactivité* s'il n'est pas atteint.

On voit que l'on ne se préoccupe aucunement ici de la variation *quantitative absolue* du chiffre de l'urée. Celui-ci, en effet, peut être influencé *en plus* par la suralimentation, *en moins* par l'inanition ; en plus ou en moins encore par la prédominance fortuite ou voulue de tel ou tel aliment, ou même par l'emploi de tel ou tel médicament. Peu importe ! l'essentiel est de savoir si l'azote ingéré, qu'il soit excessif ou insuffisant, est normalement transformé en urée, si le *rapport* de l'azote urinaire total à l'azote de l'urée et à l'urée est normal. C'est l'unique moyen d'apprécier la *qualité* de la nutrition ; il n'y en a pas et il ne saurait y en avoir d'autre. Si l'apport d'azote alimentaire est excessif, mais le *rapport azoturique* $\frac{Az^u}{Az^r}$ normal, on dira que l'alimentation azotée est trop forte, mais non pas que la nutrition est actuellement viciée, malgré que la persistance de ces conditions doive infailliblement y conduire.

Ce même raisonnement s'appliquerait au carbone urinaire et, d'une façon générale, à tous les autres éléments de l'urine : soufre, phosphore, etc. Il n'en faudrait guère excepter que les chlorures qui ne sont pas, à proprement parler, une matière excrémentitielle. Ceux-ci, en effet, introduits dans l'organisme par l'alimentation, le quittent tels qu'ils y sont entrés sans avoir subi de transformation qualitative, ce qui ne veut pas dire au surplus que leur rôle soit négligeable et leurs variations dépourvues d'intérêt.

En ce qui concerne le *carbone*, les récents travaux de Bouchard permettent d'évaluer son élimination moyenne par le rein à 0,87 pour 1 d'azote urinaire total. (Les limites extrêmes de cette élimination sont de 1,12 maximum à 0,64 minimum.) Si l'urine ne renfermait aucun autre corps carboné que l'urée, le rapport du carbone à l'azote y serait de 0,428, c'est-à-dire le même que dans l'urée où il représente les 3/7 de l'azote (1). Mais à côté de l'urée, il y a dans l'urine bien d'autres corps contenant du carbone et ceux-là s'y trouvent en proportion d'autant plus grande que la destruction de l'albumine a été moins complète et a fourni moins d'urée. Normalement, le carbone devrait s'éliminer presque totalement par la voie intestinale, au moins celui qui provient de la molécule primitive d'albumine et nous savons, en effet, que « le foie est l'organe qui, à l'état normal, agit avec le plus d'intensité pour détourner le carbone vers la voie intestinale ; en augmentant la formation des matériaux organiques de la bile, il détourne des reins les substances riches en carbone, diminuant d'autant la quantité de carbone des urines ; une moindre proportion de carbone urinaire correspond donc à une plus grande activité hépathique ; le rapport $\frac{C}{Az}$ du carbone total à l'azote total sera, en conséquence, d'autant plus faible, plus inférieur à la moyenne 0,87, que le fonctionnement du foie sera plus parfait (2).

La seconde question que nous nous sommes posée, savoir dans quelle mesure et de quelle façon l'analyse de l'urine permet d'apprécier la *qualité* des transformations intraorganiques de la matière, est maintenant facile à résoudre.

Une première conclusion s'impose et doit fixer notre attention, c'est que, si l'urine nous apprend quelque

(1) L'équivalent de l'urée 60 renferme 28 d'azote et 12 de carbone ; or, le 7e de 28 est 4 qui multiplié par 3 = 12.

(2) Profr Desgrez, in *Bulletin des Sciences pharmacologiques*, octobre 1901.

chose sur la nutrition, ce ne peut être que sur les transformations régressives des albuminoïdes. Comme l'a très justement observé le Prof[r] Lambling, « la composition des urines est dans une dépendance étroite vis-à-vis du mouvement nutritif des principes azotés, *dont elle reflète rapidement et fidèlement toutes les variations*, tandis que, en ce qui concerne la désassimilation des graisses et des amylacés, l'urine ne donne pour ainsi dire aucun renseignement » (1).

Voici donc bien définie et strictement limitée la portée de l'analyse chimique de l'urine : indications précises et certaines sur les mutations régressives des albuminoïdes. Pour limitée qu'elle soit à cette catégorie d'indications, l'analyse urinaire n'en a pas moins une importance capitale puisqu'en somme, les albuminoïdes sont la partie essentielle (on pourrait presque dire suffisante) de notre alimentation.

Or, de quoi se compose chimiquement la molécule d'albumine ? Nous y trouvons de l'azote, du carbone, de l'oxygène, de l'hydrogène, du soufre et, dans certains cas, du phosphore. Nous savons que cette molécule est des plus complexes, puisque son poids est très voisin de 6.000, c'est-à-dire de 100 fois supérieur au poids de la molécule d'urée qui n'est que de 60. On voit donc combien la nutrition devrait être parfaite pour que tout l'azote de l'albumine sortit de l'organisme sous forme d'*urée* ; cette perfection théorique supposerait un morcellement intégral de la molécule primitive, morcellement qui ne se réalise jamais en pratique.

Cependant un fait est constant, c'est que la presque totalité de l'azote albuminoïde s'échappe par l'urine.

(1) Lambling, in *Traité de pathol. générale de Bouchard*, t. III, 1re part., p. 24.

Pour *un* d'azote urinaire total, 0,053 seulement passe par les fèces; de plus, normalement, les 9/10 de cet azote urinaire total s'éliminent à l'état d'urée. Le surplus représente l'azote incomplètement détruit qui s'élimine sous forme de nombreux produits beaucoup plus complexes que l'urée et d'autant plus toxiques que leur molécule est plus lourde et leur structure plus compliquée.

Nous voici donc en possession d'un premier rapport, celui de l'azote de l'urée à l azote total, qui nous renseigne de la façon la plus utile sur l'état de la nutrition. C'est ce qu'on a fort justement appelé le *coefficient d'utilisation azotée* ou, plus simplement le *rapport azoturique*.

Au lieu de considérer dans la destruction de l'albumine le sort de l'azote, si nous nous attachions à celui du carbone, nous aboutirions à des résultats identiques, soit que nous partions du rapport du carbone total à l'azote total ou de celui du carbone total au carbone de l'urée.

Passons maintenant au *soufre* que nous savons entrer pour 1 à 2 0/0 environ dans la constitution de la molécule d'albumine. Normalement ce soufre devrait s'oxyder en entier et se retrouver dans l'urine sous forme d'acide sulfurique ou mieux de sulfates. Qu'un obstacle quelconque vienne entraver cette oxydation, nous aurons du *soufre incomplètement oxydé* dont le rapport au soufre des sulfates mesurera également l'imperfection relative des échanges organiques. Ce ne sont point là des vues de l'esprit et « l'observation montre que les 4/5 du soufre contenu dans les matières albuminoïdes se transforment par oxydation en acide sulfurique, qui s'élimine par les urines Une ration de 100 gr. d'albumine (à 1 0/0 de soufre) fournit de la sorte dans les 24 heures environ 2.50 d'acide sulfurique (SO^4H^2) » (1).

(1) Lambling : *loc. cit.*, p. 53.

Quant à *l'acide phosphorique*, il provient, comme on le sait, du dédoublement d'albuminoïdes spéciales (nucléines) qui se trouvent plus particulièrement dans le système nerveux. Son élimination, et surtout la qualité de son oxydation (rapport du phosphore incomplétement oxydé à l'acide phosphorique total) mesurent donc plus spécialement la nutrition du système nerveux.

Parmi les produits azotés autres que l'urée il faut faire une place à part à *l'acide urique* et aux corps similaires qui l'accompagnent dans l'urine. Longtemps on a cru et enseigné que l'acide urique était un déchet azoté en *marche vers l'urée*, c'est-à-dire n'ayant pas encore atteint une oxydation suffisante pour aboutir à l'urée. Cette théorie est aujourd'hui abandonnée ; il faut dire que si *l'urée* représente en effet le *terme final* de la désassimilation des albuminoïdes en général, *l'acide urique*, lui, représente également le *terme final* de la désassimilation de certains albuminoïdes, des nucléines. Pourquoi cette désassimilation s'arrête-t-elle au stade urique ? Nous l'ignorons. Est-elle sous la dépendance d'un ferment spécial ? Cela semble probable, mais n'a pas d'importance pour la question qui nous occupe.

Ce qu'il faut retenir c'est que, en fait, l'azote urinaire se répartit normalement à peu près ainsi ; sur 100 parties de cet azote, on en trouve :

84 à 87 dans l'urée.
1 à 5 dans l'acide urique.
2 à 5 dans l'ammoniaque.
7 à 10 dans les matières extractives azotées.

Revenons maintenant à notre molécule d'albumine primitive. Puisqu'elle renferme les corps que nous venons d'énumérer : azote, carbone, soufre, phosphore, etc., dans des *proportions relatives déterminées*, on admettra bien que ces mêmes corps, après leur élaboration intra-organique, doivent également se présenter aux émouctoires, c'est-à-dire au rein dans l'espèce dans des *proportions relatives* déterminées ; en d'autres termes, il doit y avoir entre les éléments de l'urine *une proportionnalité de même ordre qu'entre les éléments constitutifs de l'albumine des tissus*. La nature de ces éléments excrémentitiels, comme leurs rapports, dépendent des lois générales de l'organisme, des conditions biologiques de l'espèce où on les considère.

Nous croyons avoir suffisamment établi par les considérations qui précédent, la valeur des rapports urinaires dans l'étude de la nutrition, ou mieux, de la désassimilation azotée. Cette doctrine est aujourd'hui celle de la plupart des médecins et des urologistes; elle a été surtout enseignée et mise en honneur par le Prof^r Albert Robin, dont on nous permettra de citer ici quelques lignes empruntées à la préface que cet éminent clinicien a bien voulu écrire pour notre « Essai de séméiologie urinaire. »

« L'azote total de l'urine, écrit A. Robin, correspond à la quantité totale de matières albuminoïdes consommées par l'organisme. L'azote de l'urée correspond seulement aux matières albuminoïdes qui ont accompli dans le cycle vital leur maximum d'évolution ou d'utilisation. L'azote de l'acide urique représente le résidu des échanges des matières albuminoïdes nucléiniques et collagènes. Voilà quelques-unes des indications données par les diverses formes de l'azote urinaire.

» Considérons maintenant ce que j'ai appelé les *rapports d'échange*, c'est-à-dire les rapports des éléments urinaires les uns envers les autres. Grâce à eux, on jugera de la *qualité* de la nutrition.

» Ainsi, le rapport de l'azote de l'urée à l'azote total, ou *coefficient d'utilisation azotée*, mesure la valeur de la désassimilation azotée totale et le degré d'évolution atteint par les albuminoïdes désassimilés.

» Le rapport des matières minérales à la totalité du résidu fixe, ou *coefficient de déminéralisation*, s'élève souvent au-dessus de sa normale de 30 0/0. On recherche alors si cette élévation est due à un excès des chlorures, ce qui dépend, soit d'une ingestion plus grande de sel marin, soit d'une déminéralisation des plasmas. Si l'excès n'est pas dû aux chlorures, mais aux autres éléments minéraux de l'urine, la déminéralisation porte plutôt sur les protoplasmas.

» Le rapport de l'acide sulfurique conjugué à l'acide sulfurique total mesure le taux des fermentations et des putréfactions que les matières albuminoïdes subissent dans l'organisme et surtout dans l'intestin.

» Le rapport du soufre incomplètement oxydé avec l'acide sulfurique total, ou *coefficient d'oxydation du soufre*, est en relation avec l'activité hépatique. Il augmente quand celle-ci s'accroît et diminue dans les insuffisances ; aussi pourrait-il être dénommé *coefficient de l'activité hépatique*. Quand l'abaissement de ce coefficient coïncide avec la présence de l'urobiline ou de l'uroérythrine, il prend d'autant plus de valeur.

» Je pourrais multiplier ces exemples choisis un peu au hasard parmi les multiples rapports d'échanges dont le tableau complet serait une sorte de photographie de la nutrition générale et de ses variations suivant l'activité des organes et de leurs fonctions. Mais ils suffisent pour bien indiquer la manière dont on peut utiliser l'urologie et l'importance des signes qu'une analyse bien interprétée met en lumière. La symptomatologie ordinaire révèle les troubles de la nutrition lorsque ceux-ci ont déjà plus ou moins modifié le fonctionnement et, parfois même, l'état anatomique des organes en cause ; tandis que la sémiologie urinaire extériorise en quelque sorte ces troubles dès leur apparition, à une époque où la thérapeutique a sur eux plus de prise qu'elle n'en possède sur des variations nutritives définitivement acquises, dont la persistance finit par créer des lésions matérielles dans les organes (1). »

Mieux que tout ce que nous pourrions dire, ces paroles du savant docteur font voir ce que l'on peut attendre de l'analyse de l'urine et dans quel sens elle doit être aujourd'hui dirigée. Bien entendu, nous ne parlons pas des renseignements cliniques, souvent de la plus haute importance, qui découlent de la constatation de certains éléments anormaux : albumine, sucre, etc. Les observations qui précèdent s'appliquent exclusivement au dosage chimique des éléments normaux ; nous soutenons que ce dosage, rapporté au litre ou à l'émission des 24 heures, tel qu'il a été présenté jusqu'à ces temps derniers, ne permet aucune déduction clinique. Il fallait, pour en tirer quelque chose à ce point de vue, partir d'une *unité de comparaison* et cette unité n'existe pas dans les conditions où on la cherchait. Chaque individu en effet constitue par rapport à sa propre nutrition une machine isolée qui n'est jamais, et ne saurait être, *isodynamique* avec les machines voisines ; seule, la détermination des *rapports d'échange* est une donnée *fixe*, *universelle* et susceptible de *généralisation*.

Mais il faut bien prendre garde que, même faite à ce point de vue, l'analyse chimique de l'urine ne peut renseigner que sur la désintégration des albuminoïdes ; comme, d'autre part, cette désintégration est l'œuvre à peu près exclusive de la glande hépatique, il faut en dernière analyse aboutir à cette conclusion que l'*urine est avant tout le reflet du fonctionnement du foie.*

(1) Albert Robin, in *Préface de la Sémiologie urinaire* de C. VIEILLARD.

II

Technique de l'Analyse
Valeur des méthodes
Dosages essentiels et déterminations facultatives

Maintenant que nous connaissons la valeur et la portée de l'analyse urinaire, il faut nous demander comment cette analyse doit être *conduite* pour renseigner utilement le médecin.

Nous ne prétendons certes pas décrire ici toute la technique du laboratoire et faire le procès de chaque méthode; il faut pourtant se rappeler qu'en analyse chimique, comme d'ailleurs en toute chose, *tant vaut la méthode, tant vaut le résultat.*

Cette observation nous amène à parler tout d'abord du *dosage de l'acidité urinaire*, autour duquel on a mené si grand bruit tous ces temps derniers et dont on a voulu faire le pivot d'une thérapeutique nouvelle et, à certains égards, séduisante.

Aucune question de technique urologique n'est plus embrouillée et ne semble plus difficile à résoudre que celle-là. On sait bien, il est vrai, quelles sont les sources de l'acidité urinaire ; elle paraît due, par ordre d'importance : 1° aux phosphates monométalliques ou phosphates acides ; 2° aux acides urique, carbonique, hippurique et à leurs sels acides ; 3° à des traces probables d'acides minéraux libres et à de petites quantités de nombreux acides de la série aromatique (Denigès).

Que cette *acidité globale* soit en rapport avec certains états pathologiques, cela ne fait aucun doute. On sait que l'acidité urinaire est le stigmate d'un grand nombre d'états diathésiques groupés par Bouchard, sous le nom de *dyscrasie acide* ; quand nous disons *on sait*, il vaudrait mieux dire on *croyait savoir*, car il n'y a pas longtemps que M. Joulie affirmait que cette *hypéracidité* n'était en réalité que de l'*hypoacidité*. Une urine ne pouvant être hypoacide que par défaut de phosphates acides, la conséquence naturelle était de les restituer à l'organisme sous forme d'acide phosphorique, d'où la *thérapeutique nouvelle.*

La médication phosphorée peut être utile dans un grand nombre de cas ; nous n'avons pas à le contester et, à ce point de vue, M. Joulie a eu le mérite indéniable de la remettre en honneur et en quelque sorte de la codifier. Il n'est pas douteux, en effet, que l'intervention des principes phosphorés ne puisse rendre service dans une foule de circonstances dont le médecin est juge et que le surmenage intellectuel qui nous est imposé par les exigences de la vie moderne ne la justifie très souvent. Peut-être l'avait-on trop oublié, malgré la vogue récente des glycérophosphates et l'engouement actuel pour les lécithines !

Mais il n'en reste pas moins certain que la méthode proposée par M. Joulie pour le dosage de l'acidité urinaire est *chimiquement fausse*. Nous n'entrerons pas ici dans les détails et la discussion de cette méthode, dont Gautrelet, Lépinois, Jégou ont fait justice. Il nous suffira de dire, avec ce dernier auteur, que le procédé de M. Joulie ne signale que le 1/4 de l'acidité due aux phosphates monométalliques, ce qui explique pourquoi M. Joulie rencontre tant d'urines hypoacides dans les maladies où depuis les travaux de Bouchard, l'hypéracidité était à juste titre considérée comme la règle.

En fait, il convient de distinguer dans l'urine, au point de vue de l'analyse, deux espèces d'acidité : l'*acidité apparente* et l'*acidité réelle* ou *globale*.

L'acidité apparente est celle qui nous est signalée par les indicateurs colorés : tournesol, phtaléine, alizarine, etc. Elle varie, dans de très larges limites, suivant l'indicateur employé, d'où la nécessité d'opérer toujours dans les mêmes conditions, et avec le même indicateur, pour obtenir des résultats comparables. Jusqu'à présent, et malgré quelques inconvénients dus à la présence constante des sels ammoniacaux dans l'urine, c'est la Phtaléine qui convient le mieux à cette évaluation. Dans tous les cas, cette acidité sera rapportée à l'urine des 24 heures et exprimée en acide phosphorique ou mieux, pour ne rien préjuger, en centimètres cubes de liqueur alcaline. Rappelons, toutefois, qu'avant de tirer des conclusions cliniques du dosage de l'acidité urinaire, le médecin aura à tenir compte de l'influence de divers facteurs, tels que le volume de l'émission, la nature de l'alimentation, etc., qui modifient en plus ou en moins, même à l'état normal, cette acidité et lui font perdre une grande partie de sa valeur comme élément de diagnostic.

Quant à l'*acidité réelle* ou *absolue*, elle est d'ordre exclusivement chimique et il ne nous semble pas que sa détermination puisse, en quelque façon que ce soit, intéresser la clinique ; le dosage des phosphates, dont elle est une expression très approchée, fournit des indications de même ordre.

Après le dosage de l'acidité, il est d'usage de procéder à ceux de l'*extrait sec* et des *cendres*, la différence représentant le poids des *éléments organiques*.

Ces dosages, s'ils sont exécutés par les méthodes courantes, sont passibles de nombreuses causes d'erreur qui en compromettent l'exactitude. Nous avouons ne pas bien saisir l'importance clinique de ces déterminations dont l'utilité est plus que douteuse et qui ne servent guère qu'à remplir les feuilles d'analyse sans fournir au clinicien une indication sérieuse. Il faudrait cependant excepter le cas où l'on a quelque intérêt à déterminer le *coefficient* de *déminéralisation*, c'est-à-dire le rapport des sels éliminés à la totalité des éléments solides ; on sait que ce rapport est des plus importants à connaître dans certaines affections, telles que la tuberculose et le diabète, qui tendent parfois à déminéraliser l'organisme et à créer un humus appauvri en sels minéraux.

D'autre part, dans les cas où, pour une raison quelconque, il serait impossible d'établir scientifiquement le *rapport azoturique*, on pourrait, à la rigueur, se contenter du *coefficient de Bouchard*, qui est le rapport de l'urée aux matériaux solides en bloc, ce qui nécessiterait le dosage de l'extrait sec.

Mais, c'est la détermination du *rapport azoturique* qui doit être le *pivot* de toute analyse d'urine faite en vue d'une interprétation clinique. Comme tout rapport, celui-ci suppose la fixation de deux termes, dans l'espèce : le dosage de l'*azote total* d'une part, et celui de l'*urée* de l'autre.

Quoique long et délicat, le dosage de l'azote total ne présente pas de difficultés bien spéciales ; sa technique est bien connue et ses résultats d'une précision qui ne laisse rien à désirer.

Il n'en est malheureusement pas de même du dosage de l'urée ; c'est le dosage le plus souvent demandé, celui que tout le monde se croit apte à faire et c'est, de beaucoup, celui qui pèche le plus par l'exactitude. Or, si l'on veut déterminer la valeur du rapport azoturique, qui est à nos yeux la base de l'analyse, il faut absolument partir d'un dosage rigoureux de l'urée, *il faut doser toute l'urée et ne doser que l'urée.*

On sait qu'à côté de l'urée, d'autres corps azotés existent dans l'urine, tels que l'acide urique, l'acide hippurique, la créatinine et surtout les sels ammoniacaux, ces derniers atteignant parfois le chiffre énorme de 4 à 5 grammes par litre d'urine. Or, la méthode classique du dosage de l'urée par l'hypobromite de soude donne non seulement l'azote de l'urée, mais encore une grande partie de l'azote de ces autres substances. Qu'en résulte-t-il ? C'est que, le poids de l'urée étant fonction du volume d'azote mis en liberté par l'hypobromite, ce poids se trouve toujours beaucoup plus élevé qu'il ne l'est en réalité. Comment, dans ces conditions, le comparer utilement au poids de l'azote total.

On objectera qu'en clinique le dosage de l'urée n'a pas besoin d'être rigoureux. Nous le voulons bien, mais à condition pourtant qu'on ne se borne pas à une approximation trop vague et qu'on y apporte quelque soin et quelque rigueur. Et encore que ce dosage fut exécuté avec de bons appareils et une certaine exactitude, qu'apprendra-t il au médecin? absolument rien. Seul, le *rapport azoturique* l'éclairera dans une certaine mesure et nous venons de voir que ce rapport suppose un dosage d'urée absolument rigoureux.

Dans l'état actuel de la science deux méthodes seulement permettent un tel dosage : celle de Pflüger, modifiée par Moreigne, et celle de Mörner et Sjolkwist. La première utilise le phosphotungstate de soude pour la précipitation des sels ammoniacaux, la seconde le chlorure de baryum combiné à un mélange d'alcool et d'éther. Les chiffres suivants, empruntés au travail du Dr Moreigne, font ressortir l'énorme différence des résultats selon que l'urine a été seulement déféquée par le sous-acétate de plomb ou traitée par l'une des deux méthodes dont nous venons de parler.

		Azote de l'urée.	Urée.
		—	—
N° 1	Sous-acétate de plomb...	14.838	30.700
	Réactif phosphotungstique....................	13.142	26.182
N° 2	S. acét. de plomb........	12.906	27.657
	Pr. Mörner.............	11.517	24.680

Dans une expérience de contrôle, nous avons trouvé nous même les chiffres suivants :

	Azote de l'urée.	Urée.
	—	—
Urine non déféquée................	7.20	15.40
Urine déféquée par S. acét. de plomb.........................	6.80	14.55
Urine traitée par le procédé Mörner.	6.20	13.26
Azote total........................	9.86	

Le rapport azoturique varie pour ces diverses méthodes de 73 à 69 et 63 pour la dernière. Il va sans dire que le rapport azoturique normal, lorsque le dosage de l'urée est fait par un procédé rigoureux, s'abaisse au-dessous du chiffre généralement adopté et n'est plus que de 77 à 80 au lieu de 87 à 90. (Moreigne.)

Ces exemples suffisent à la démonstration de notre thèse, savoir que pour déterminer le *rapport azoturique vrai*, il faut procéder à un *dosage rigoureux* de l'urée. Lorsque, par conséquent, le médecin voudra connaître ce rapport, il devra exiger le dosage rigoureux de l'urée et le spécifier explicitement. Ces méthodes, aussi bien celle de Moreigne que celle de Mörner, sont longues et délicates ; mais ici le temps n'est rien en comparaison de la véracité des chiffres et de l'importance des conclusions qu'on en peut tirer.

Nous avons également parlé du *rapport* du *carbone urinaire total* à celui de l'azote de l'urée et, à ce propos, nous avons fait observer que ce rapport avait la même signification que le rapport azoturique. Il n'y aura donc pas lieu, au moins dans la majorité des cas, de procéder au dosage du carbone total. C'est une opération fort délicate à mettre en œuvre, malgré la technique ingénieuse du Prof[r] Desgrez que nous préférons de beaucoup à celle de Chapelle. Cependant, on pourra établir ce rapport dans certains cas spéciaux, ne fut-ce que pour corroborer les données du rapport azoturique.

Le dosage de l'*acide urique* s'impose dans toute analyse d'urine, mais ici encore les questions de méthode ont leur importance. On emploiera soit le procédé de Denigès, adopté en 1896 par le Congrès de chimie appliquée, soit encore celui de Haycraft modifié. On observera seulement que la première de ces méthodes ne donne que l'acide urique, tandis que la seconde donne en même temps les corps xanthiques.

Au point de vue clinique, nous préférons ce second procédé pour cette raison péremptoire, que les corps xanthiques, ayant la même signification que l'acide urique, il y a tout intérêt à les doser en même temps.

Le dosage du soufre urinaire n'est utile que s'il est fait sous les deux formes de *soufre complètement oxydé* et de *soufre total*. Ce rapport a une signification de même ordre que le *rapport azoturique*; cependant quelques auteurs, avec Moreigne, considèrent le soufre complètement oxydé comme le facteur le plus important, le véritable *coefficient d'oxydation*, alors que le rapport azoturique indiquerait plus particulièrement les phénomènes d'hydrolyse intra-organique.

Restent enfin les dosages de l'*acide phosphorique* et des *chlorures* qui, à juste titre, font partie intégrante de toute analyse dite complète. Le chiffre de l'acide phosphorique sera utilement comparé à celui de l'azote total ou de l'azote uréique.

En résumé, l'analyse chimique de l'urine, pour fournir au clinicien quelques renseignements sur le processus nutritif, devra comporter, comme minimum, les déterminations suivantes :

1° *Acidité apparente* traduite en acide phosphorique et évaluée au moyen de la phtaléine ;
2° *Azote total* ;
3° *Azote uréique et urée* ;
4° *Acide urique et corps xanthiques* ;
5° *Acide phosphorique* ;
6° *Chlorures*.

Comme dosages facultatifs on pourra y joindre, suivant les cas et le désir du médecin : le dosage du *carbone total* et ceux du *soufre* sous ses diverses formes.

Pour mieux faire comprendre ce que nous venons de dire, nous transcrirons ici une analyse d'urine des plus typiques dont les chiffres ont été obtenus par des méthodes absolument exactes.

Il s'agit d'une urine rendue par une personne déjà âgée, de couleur jaune rouge, très acide et absolument limpide à l'émission. Le volume des 24 heures était de 1.400 centimètres cubes et la densité de 1.020.

Le dosage de l'acidité a donné pour l'émission des 24 heures le chiffre énorme de 3,53 d'acide phosphorique. Comme le volume est normal, il y a lieu d'imputer cette acidité soit à un excès de phosphates monométalliques, soit à des acides libres. Nous verrons que cette dernière hypothèse est la plus plausible. Le dosage des éléments normaux a fourni les chiffres suivants :

ÉLÉMENTS NORMAUX	MOYEN. NORM.		URINE ANALY.	
	par litre	par 24 heures	par litre	par 24 heures
Total des éléments dissous (extrait).......	37 à 43	49 à 60	40 »	56 »
Éléments organiques .	25 à 28	34 à 38	25 »	35 »
— minéraux...	12 à 15	15 à 22	15 »	21 »
Azote total	13,10	12,7 à 14,8	9.86	13 80
Azote de l'urée (Azote uréique)...........	12,55	11,2 à 13,0	6.20	8.68
Urée................	24,20	24 à 28	13.26	18.56
Acide urique et corps xanthiques........	0,50	0,60 à 0,70	0.94	1.32
Acide phosphorique..	2,50	2,50 à 3,50	1.98	2.77
Chlorure de sodium..	6,80 à 8	10 à 12	8.90	12.46

Les rapports d'échange sont les suivants :

Azote uréique à azote total.........	63
Urée à l'extrait....................	33
Sels à l'extrait....................	37
Acide phosphorique à azote total...	20
Acide phosphorique à l'urée........	15
Acide urique à urée...............	7

Comment interprêter cette analyse ? Si nous ne considérions que les chiffres absolus, nous serions en droit de dire qu'il y a une notable diminution de l'urée et une augmentation des corps xantho-uriques. Mais nous ne connaissons pas l'alimentation du sujet ; elle peut être relativement pauvre en albuminoïdes et, de ce chef, on s'expliquerait la diminution de l'urée. Le dosage de l'azote total nous apprend qu'il n'en est rien puisque son élimination par 24 heures est normale. De plus, la comparaison de cet azote total à l'azote de l'urée, fait voir que c'est ce dernier qui est *très diminué* ; il y a donc mauvaise utilisation de l'albumine, donc insuffisance fonctionnelle réelle de la glande hépatique.

L'augmentation de l'acide urique et des corps xanthiques conduit à la même conclusion.

L'acide phosphorique est également diminué mais moins que l'urée, ce qui indique que si la désassimilation du phosphore est entravée, elle l'est à un moindre degré que celle des albuminoïdes.

La conclusion sémiologique de cette analyse est donc des plus nettes et se traduit par une *insuffisance fonctionnelle du foie.*

Ce qui vient confirmer cette manière de voir, c'est la présence dans cette urine, de traces de pigments biliaires et d'urobiline fébrile et surtout celle d'une très forte proportion d'indol et de scatol.

L'insuffisance fonctionnelle du foie porte principalement sur la désintégration des albuminoïdes non phosphorées, d'où excès de produits de dédoublement plus complexes que l'urée, d'où encore excès d'acidité en résultant.

III

Les conclusions à tirer de ce que nous venons de dire sont faciles à formuler ;

1° L'analyse chimique de l'urine nous renseigne assez exactement sur la désintégration des albuminoïdes, mais *seulement* sur ce groupe de substances ;

2° Comme le *foie* est le principal agent de cette désintégration, c'est en fin de compte, sur le *fonctionnement du foie* que portent les indications les plus précises de l'analyse urinaire ;

3° Les chiffres *absolus* de l'excrétion urinaire n'apprennent rien, et ne peuvent rien apprendre, sur la *qualité* du processus nutritif ;

4° C'est la considération des *rapports urologiques*, et tout spécialement celle du *rapport azoturique*, qui fournit en ce sens les indications les plus précises et les plus intéressantes.

5° Pour compléter ce rapport, on y joindra ceux de l'*acide urique à l'urée, du phosphore à l'azote total* ou *à l'urée*, et même, au besoin, des rapports plus spéciaux, tels que ceux des soufres entre eux, des phosphates ou du carbone ;

6° Ces divers rapports n'ont de *valeur sémiologique* que s'ils ont été déterminés dans des conditions scientifiques rigoureuses, conditions dont nous avons rappelé les principales règles et indiqué la technique.

La doctrine que nous venons d'exposer n'est pas fantaisiste et ne saurait prêter à aucune objection sérieuse.

Au point de vue *physiologique*, elle s'appuie sur les derniers travaux publiés sur la nutrition. Ces notions, d'acquisition récente, laissent encore subsister beaucoup de points obscurs ; mais elles comportent aussi un grand nombre de faits bien étudiés avec lesquels on est désormais obligé de compter.

Au point de vue *clinique*, notre manière de voir a pour elle l'autorité de tous les maitres de la Médecine actuelle. « Ce qui fait la valeur des chiffres d'une analyse, écrit le docteur Robin, c'est leur mode d'association, ce sont les rapports de ces chiffres entre eux et c'est la connaissance des relations que ceux-ci affectent avec les actes chimiques de la nutrition dans l'organisme en général et dans les organes en particulier.

» Avec une bonne analyse d'urine, on peut lire en quelque sorte dans la nutrition et dans ses actes si multiples, et savoir comment le malade s'alimente, assimile et désassimile. On peut mesurer non seulement les actes généraux des échanges organiques, mais encore les activités particulières de la plupart des organes, de même qu'à l'inspection des cendres d'un foyer, on juge de la nature du combustible et de l'intensité de la combustion. » (1)

Enfin, au point de vue purement *chimique*, il n'est pas inutile de rappeler que la détermination des *rapports urinaires* a été consacrée l'an dernier par la décision unanime du Congrès de Pharmacie qui a adopté le vœu ci-dessous : *la troisième section énumère de la façon suivante les rapports urinaires qui lui semblent devoir figurer, au minimum, dans les analyses d'urine dites complètes, en l'absence de toute indication du médecin* : 1° *rapport azotu-*

(1) Albert Robin : *loc. cit.*

rique ; 2° rapport des matières minérales aux matières fixes totales ; 3° rapport de l'acide phosphorique à l'azote total ; 4° rapport de l'urée aux matières organiques ; 5° rapport de l'acide urique à l'urée (1).

Nous avons essayé, dans les considérations qui précèdent, de montrer au médecin ce que devait être l'analyse chimique de l'urine ; il va sans dire que si l'on se borne à rechercher dans l'urine les éléments pathologiques, l'analyse sans sortir pour cela du domaine du *laboratoire*, peut à la rigueur, et dans certains cas, se cantonner dans celui de la *clinique* ; mais, *toute analyse sérieuse exige une technique sérieuse, des connaissances spéciales et un outillage approprié.* C'est ce qu'il importe de ne pas oublier.

(1) Compte rendu du IXe Congrès international de pharmacie, p. 533.

Châteauroux. — Imp. P. Langlois et Cie

www.ingramcontent.com/pod-product-compliance
Ingram Content Group UK Ltd.
Pitfield, Milton Keynes, MK11 3LW, UK
UKHW021116230726
13926UKWH00002B/510

9 782016 195130